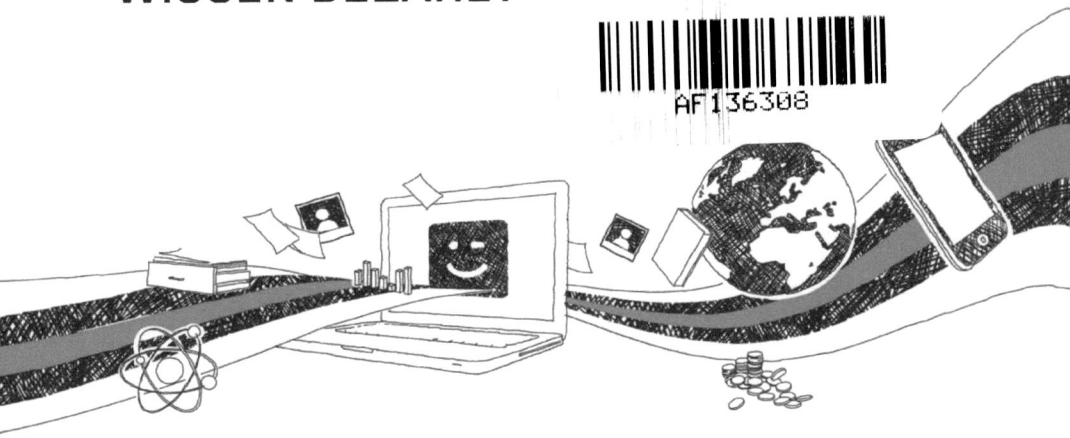
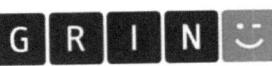

Gesundheitliche Folgen der Inflation. Deutschland im Krisenmodus

Inwieweit werden die steigenden Lebensunterhaltungskosten dafür sorgen, dass mehr Menschen an einer psychosomatischen Störung erkranken?

Eugenie Mohr

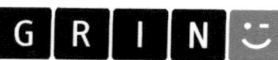

Bibliografische Information der Deutschen Nationalbibliothek:

Die Deutsche Nationalbibliothek verzeichnet diese Publikation in der Deutschen Nationalbibliografie; detaillierte bibliografische Daten sind im Internet über http://dnb.d-nb.de abrufbar.

ISBN: 9783346783134
Dieses Buch ist auch als E-Book erhältlich.

Hochschule für angewandtes Management in Ismaning

Fachbereich: Wirtschaftspsychologie

Wintersemester 2022/2023

Studienarbeit

Modul: Forschungsmethoden I: Qualitative Methoden

Gesundheitliche Folgen der Inflation – Deutschland im Krisenmodus

Vorgelegt von

Eugenie Mohr

2.Semester

Tag der Einreichung: 14.11.2022

Abstrakt

Die gesamtheitliche Auseinandersetzung mit psychosomatischen Erkrankungen als Einheit von Körper, Geist und Seele gewinnt zunehmend an Bedeutung und rückt in den Fokus von wissenschaftlichen und medizinischen Disziplinen. Ziel der vorliegenden Arbeit ist es herauszuarbeiten, ob die Menschen aufgrund der Inflationsentwicklung anfälliger für psychosomatische Krankheiten werden. Unter Berücksichtigung der Forschungsfrage: ‚Inwieweit werden die steigenden Lebensunterhaltungskosten dafür sorgen, dass mehr Menschen an einer psychosomatischen Störung erkranken?' werden Hypothesen aus den drei Hauptbereichen aufgestellt. Möglich ist eine Korrelation des allgemeinen Gemütszustandes und der finanziellen Situation, aber auch der Einfluss sozialer Kontakte, bzw. die Abwesenheit dieser. Relevant kann unter anderem beruflicher Auslastung und das Verhältnis zwischen Arbeitszeit und Freizeit sein. Die Beantwortung der Forschungsfrage erfolgt mittels einer qualitativen Inhaltsanalyse von Experteninterviews. Die qualitative Inhaltsanalyse zeigt, dass es bislang keinen direkte Verbindung zwischen den finanziellen Möglichkeiten gibt und dem aktuellen Gemütszustand. Eine konkrete Untersuchung der Auswirkungen der Preissteigerung nicht möglich ist, da die vorherigen Krisen noch einen großen Einfluss auf die Menschen haben. Deswegen sind die Menschen allerdings in Sorge vor dem was noch kommt. Vereinzelt äußerst sich dies körperlich. Die Ungewissheit und Angst vor der Zukunft stressen die Menschen – vor allem die Angst vor steigenden Preisen. Dies bedeutet, dass die Menschen Sicherheit brauchen, um Körper, Seele und Geist zu entspannen. Frieden und Ruhe sind essentiell wichtig für die Erholung von den vergangenen Jahren. Quantitative Untersuchungen könnten ein detailliertes Bild geben, wie wahrscheinlich ein Anstieg von psychosomatischen Krankheiten ist.

Abstract

The holistic examination of psychosomatic illnesses as a unity of body, mind and spirit is becoming increasingly important and is moving into the focus of scientific and medical disciplines. The aim of the present work is to work out whether people are becoming more susceptible to psychosomatic illnesses as a result of the development of inflation. Considering the research question: 'To what extent will the rising cost of living cause more people to suffer from a psychosomatic disorder?'. Hypotheses are made from the three main areas. A correlation of the general state of mind and the financial situation is possible, but also the influence of social contacts, or the absence of them. Other relevant factors are professional workload and the relationship between working hours and free time. The research question is answered by means of a qualitative content analysis of expert interviews. The qualitative content analysis shows that so far there is no direct link between financial opportunities and the current state of mind. A concrete investigation of the impact of the price increase is not possible, because the previous crises still have a great impact on people. However, this is why people are worried about the future Occasionally, this manifests itself physically. The uncertainty and fear of the future stresses people - especially the fear of rising prices. This means that people need security to relax body, soul and spirit. Peace and tranquility are essential for recovery from the past years. Quantitative studies could give a detailed picture of how likely an increase in psychosomatic illnesses is.

In dieser Arbeit wird aus Gründen der besseren Lesbarkeit das generische Maskulinum verwendet. Weibliche und anderweitige Geschlechteridentitäten werden dabei ausdrücklich mitgemeint, soweit es für die Aussage erforderlich ist.

Inhaltsverzeichnis

Aus datenschutzrechtlichen Gründen wurden die Interview-Transkripte aus dieser Arbeit entfernt.

Tabellenverzeichnis

Abbildungsverzeichnis

1 Einleitung

Seit der Corona-Pandemie befindet sich Deutschland in einer gesellschaftlichen Krise und zunehmend in einer wirtschaftlicher Krise. Kennzeichnend dafür sind unvorhersehbare und unbeeinflussbare politische, wirtschaftliche und im weiteren Sinne soziale Ereignisse (Pelzmann, 2012). Gesunde Menschen sind für eine funktionierende Volkswirtschaft essentiell notwendig. Nachfolgend werden jene Faktoren genauer untersucht, die dafür sorgen, dass sich junge Menschen unsicher fühlen und stressanfälliger werden. Im Oktober 2022 veröffentlichte die Zeit eine Umfrage, die untersucht, wie gestresst die Menschen in Deutschland sind, wovon ihr Stresslevel wesentlich abhängig ist und ob dieser von der individuell konsumierenden Nachrichtenlage beeinflusst wird. Ob die Menschen in Deutschland gestresst sind und wie hoch dieser Stresslevel ist, ist für die Entwicklung des Landes und die Bevölkerung essentiell. Die Folgen eines hohen Stresslevels werden im weiteren Verlauf noch genauer dargestellt. In erster Linie beeinflusst Stress vor allem den Gemütszustand und auf lange Dauer den Gesundheitszustand. Die psychische Gesundheit junger Erwachsener, aber auch die der Kinder und Jugendlichen sollte zunehmend im Vordergrund stehen. Die Corona-Pandemie zeigte zuletzt deutlich, dass junge Menschen Hilfe suchen. Unterstützung in Form von Therapieplätzen allerdings kaum gegeben werden kann. In einer Untersuchung aus dem Jahr 2022 von Plötner, Moldt, In-Albon und Schmitz zeigt sich, dass sich die Wartezeit auf einen Therapieplatz – beziehungsweise lediglich für das Erstgespräch in den Jahren der Pandemie verdoppelt hat. Das Ausmaß dessen wird früher oder später gegenständlich und somit körperlich sichtbar werden, wenn die psychischen und bisher nicht greifbaren Probleme nicht zunehmend ernst genommen werde (KKH Kaufmännische Krankenkasse, 2006).

Vorliegende Arbeit beschäftigt sich damit, inwiefern die derzeitig Inflationsentwicklung Auswirkungen auf die psychische und schlussendlich auch physische Gesundheit hat. Dafür werden zunächst die Faktoren erläutert, die als Ursache dafür gelten an einer psychosomatischen Störung zu erkranken und welche Sorgen die Bevölkerung bereits jetzt beschäftigen. Im Detail wird untersucht inwieweit die steigenden Lebenshaltungskosten dafür sorgen, dass mehr Menschen an einer psychosomatischen Störung erkranken, unterteilt in verschiedenen Bereiche, die die Entwicklung psychosomatischer Krankheiten fördern. Mittels Interviews wird im Detail auf die individuellen Themenbereiche eingegangen. Unter Ausschluss anderer Faktoren werden Antworten darauf gegeben, inwiefern der materielle Wohlstand, bzw. die finanziellen Möglichkeiten Auswirkungen auf den Gemüts- und somit Gesundheitszustand der Menschen hat. Das soziale Verhalten und eine mögliche Veränderung wird untersucht, wie zum Beispiel die Einschränkung von sozialen Kontakten. Durch die Corona-

Pandemie waren viele Menschen dazu gezwungen, in den eigenen vier Wänden zu verbleiben und sich aus dem gesellschaftlichen Leben zurückzuziehen. Es wird die Frage aufgeworfen, ob durch die Preissteigerung jetzt schlichtweg kein Geld übrig bleibt, um am gesellschaftlichen Leben teilzunehmen und wie eine mögliche Zukunft aussehen könnte.

2 Theoretischer Hintergrund

2.1 Stress als Ursache psychosomatischer Störung

Konflikte, Traumata und zunächst unpräzise definierter Stress sind psychische Prozesse, welche den Verlauf von Krankheiten und insbesondere ihre Heilung beeinflussen (Velden, 2007). „Typische Begleiterscheinungen [von Stress sind] Bluthochdruck, Schwindel, Appetitlosigkeit, Erschöpfung, Grübeleien, Schlafprobleme" (KKH Kaufmännische Krankenkasse, 2006, S.3). Als Auslöser gelten die unterschiedlichsten Ereignisse, nicht selten ist Stress ein alltäglicher Begleiter. Bereits in den Jahren 2020 und 2021 haben viele Menschen in Deutschland durch die Covid-19 Pandemie eine zusätzliche Belastung in den Bereichen der „Arbeitssituation, [der] finanzielle[n] Situation, [der] familiäre[n] Situation und [der] Gesamtsituation" (Hövermann, 2021, S. 5) erleiden müssen. Diese Belastung ist ebenfalls eine Form von Stress. Ob und inwiefern ein Individuum Stress empfindet, hängt von den individuellen Ressourcen ab (KKH Kaufmännische Krankenkasse, 2006). „Berufliche Überforderung, ... soziale Konflikte am Arbeitsplatz oder Arbeitsplatzunsicherheit" (Faltermaier, 2017, S. 124) gelten erwiesenermaßen als relevante Faktoren, um an einem Burnout zu erkranken. Darüber hinaus besteht die Möglichkeit, weitreichendere psychische oder psychosomatische Leiden zu entwickeln (Faltermaier, 2017). Diese Belastung ist durchaus als psychischen Stress für Arbeitnehmer zu werten. Häufig ist die Folge von beruflichen Stress Burnout, (Hillert & Schmitz, 2018) laut von Känel (2008) eine „ernstzunehmende Stresskrankheit" (S. 477), als psychosomatische Krankheit wurde Burnout von der Bevölkerung größtenteils angenommen. Unzählige Autoren befassen sich mit dem Krankheitsbild des Burnouts in Bezug auf Arbeitnehmer und Arbeitnehmerinnen. Mit dem Burnout gehen „andauernden Erschöpfung und andere ... psychosomatische ... Beschwerden" (von Känel, 2008, S. 479) einher.

Pfeiffer verweist bereits im Jahr 2006 darauf, dass das Stressniveau der Bevölkerung, mit zunehmenden Ansprüchen steigen wird. Klippel und Walter stellen in ihrem Bericht mit der KKH Kaufmännischen Krankenkasse (2006) nochmals heraus, dass insbesondere im internationalem Vergleich von europäischen Ländern auffällt, dass Bevölkerungen, die sich in einer stärkeren Phase der gesellschaftlichen Veränderung befinden, mit zunehmenden psychischen Störungen sowie gesundheitsschädlichen

Lebensweisen (KKH Kaufmännische Krankenkasse, 2006) umgehen müsse. Die Psychosomatik untersucht, komplementäre Verbindungen zwischen „psychologischen, biologischen und sozialen Prozessen" (Faltermaier, 2017, S. 30), Körper Seele und Geist werden als eines angesehen (Fritzsche & Wirsching, 2006). Unter dem Begriff der psychosomatischen Störung (auch Erkrankung oder Leiden genannt) werden Formen von Krankheiten verstanden, die in ihrem Ursprung nicht aus einer im klassischen Sinne körperlichen Krankheit haben. Dabei werden „seelische, soziale und körperliche Aspekte des Krankseins ... integrier[t]" (Ermann, 2020, S. 17). Bereits in der Antike vertraten griechische Gelehrte wie zum Beispiel Aristoteles, die Ansicht, dass persönliche emotionale Probleme, gleichermaßen wie körperlich medizinisch nachweisbare Probleme, die Psyche des Menschen negative beeinflussen können (Jungnitsch, 2009). Eine Korrelation von privaten Probleme in einer Ehe oder Familienprobleme stellte 1983 Hautzinger dar. Sie erhöhen das Risiko, an einer Depression zu erkranken und die Lebensqualität erheblich verschlechtert wird. Durch die Erwähnung der Studie von Hautzinger soll nochmals deutlich werden, welche Bedeutung des Umfelds zukommt, um gesund zu bleiben.

In den Jahren des Lockdowns 2020 und 2021 bliebt der Bevölkerung nichts anderes übrig, als die soziale Isolation, sei es im Home-Office oder der Quarantäne. Kommt bei Menschen das Gefühl der Einsamkeit auf, bedroht dieses die psychische und physische Gesundheit (Hafen, 2018). Das Modell der erlernten Hilflosigkeit kann eine weitere Erklärung für „motivationale, kognitive und emotionale Störungen" (Pelzmann, 2012, S. 206) geben. In individuellen Fällen kann das Modell die Umstände erklären, darauf kann im Rahmen dieser Arbeit allerdings nicht eingegangen werden. Sich selbst aus der Verantwortung zu nehmen, beruht auf einem automatisierten Verhalten, erlernt zur Zeit der Corona-Pandemie, da hierbei das eigene Handeln kein Einfluss auf die Konsequenzen hatte, sondern stets von der Bundesregierung verordnet wurden.

2.2 Inflationsentwicklung in Deutschland

Die Inflationsrate in Deutschland beträgt im August 2022 7,9% und aller Voraussicht nach wird diese noch weiter steigen und der Wert des Euros somit fallen (Statista, 2022). Eine steigende Inflationsrate wirkt sich auf die gesamte deutsche Bevölkerung aus und stellt nicht nur die Politik vor wirtschaftliche und gesellschaftliche Probleme. Die „Bundesregierung fürchtet [bereits jetzt eine] Zunahme überschuldeter Privathaushalte" (Handelsblatt, 2022). Die steigenden Lebenserhaltungskosten mit steigendem Gas- und Energiepreis, Lebensmittelkosten und Transportkosten gibt keinen freudigen Blick in die Zukunft. Die Aneinanderreihung sozialer, politischer und gesellschaftlicher Ereignisse, bzw. Krisen hinterlässt auch psycho-soziale Probleme der

Bevölkerung. „Während die Vollbeschäftigungszielsetzung [damals wie heute] unmittelbar einleuchtend ist, sind die Begründungen für eine Politik der Inflationsbekämpfung weit differenzierter. Aufgrund überlieferter Erfahrungen aus der Hyperinflation Anfang der zwanziger Jahre in Deutschland ... werden der Inflation generell negative Wirkungen zugeschrieben" (Pätzold, Baade, 2012, S. 5). Grundsätzlich führen mehrere Faktoren dazu, dass sich die Inflationsrate seit dem Jahr 2020 drastische angestiegen ist. Im Rahmen der Corona-Pandemie wurden die Mehrwertsteuersätze gesenkt. Die Zurückregulierung auf 7% und 19% Mehrwertsteuer (Egner, 2021), sorgte ohnehin für einen gefühlten Anstieg der Preise bei den Verbrauchern. Während der Corona-Pandemie wurde mehr Geld von der Zentralbank geschaffen, wodurch der einzelne Wert des Euros weniger wurde. Lieferengpässe bei stark nachgefragten Produkten erklären zwar keinen gesamten Anstieg der Produktpreise, beeinflussen einander allerdings seit Anbeginn der Zeit. Um der drastischen Preissteigerungsrate entgegenzuwirken, erfolgte durch die EZB eine Erhöhung des Leitzinses auf 2%, Auswirkungen dessen werden sich allerdings erst in einigen Monat bemerkbar machen (Verbraucherzentrale, 2022). Ein weiterer großer Faktor spielen zuletzt die gestiegen Erdgas- und Ölpreis, verursacht durch den Krieg zwischen Russland und der Ukraine. Nicht nur der Endverbraucher kauft die Ressourcen teurer ein, auch das zum Bespiel produzierende Gewerbe, welches seine Mehrkosten schlussendlich auf den Verbraucher umlegt und in Form von teureren Preisen weitergibt. Brinkmann zeigt in den 90er Jahren auf, wie fundamental die verschiedenen Aspekte in Beziehung zu einander stehen und das ein wesentlicher Zusammenhang zwischen „finanziellen und psycho-sozialen Belastungen" (1984, S. 454) besteht. Wird die Philipskurve der letzten zwei Jahre mit denen der letzten 20 Jahre verglichen zeigt sich wieder ein erstaunliches Phänomen (Hüther & Obst, 2022), welches Experten auch immer wieder in Frage stellen. Demnach zeigt die Phillipskurve einen Zusammenhang zwischen Arbeitslosen- und Inflationsrate. Hinter dem Konzept der Lohn-Preis-Spirale steht das psychologische Konzept der selbsterfüllende Prophezeiung, laut Fratzscher (2022) war sie noch nie so deutlich spürbar wie jetzt. Dies wirkt einen Druck auf Arbeitnehmer aus, nun mehr verdienen müssen wie zuvor, um sich den aktuellen Lebensstandard leisten zu können. Kann nicht mehr Gehalt eingefordert werden, liegt der Gedanken nahe, eine weiteren - zusätzlichen Beruf auszuüben. Aus diesem Grund wurden die Symptome beruflicher Belastung zuvor genauer untersucht.

2.3 Forschungsstand

Gatterer (1996) stellt die Vielfältigkeit psychosomatischer Erkrankungen bei älteren Mensch dar. Physische und psychische Probleme werden häufig hervorgerufen durch den Verlust des Partners, Isolation und wenig sozialen Kontakte. Das Risiko einer psychosomatischer Erkrankung steigt im Alter. Der altersbedingte körperliche Zustand macht eine eindeutige Diagnose einer psychosomatischen Störung problematisch, allerdings nicht unmöglich. Das Krankheitsbild wird oft von depressiven Phasen und nicht nachvollziehbarer Angst begleitet. An Personen, in der Altersgruppe von über 60 Jahren wurden lediglich vage Untersuchungen durchgeführt, die einen Zusammenhang zwischen psychischen und körperlichen Beschwerden bestätigen können (Gatterer, 1996). Die Berufsgruppe der Lehrer und Lehrerinnen erkrankt allem Anschein nach auffallend häufig an psychosomatischen Störungen, da die Ursachen und Folgen für dieses Berufsbild in der Literatur detailliert untersucht sind. Weniger Forschungen gibt es derzeit zu psychosomatischen Erkrankungen bei Kindern und Jugendlichen. Die vorhandenen Untersuchungen zeigen jedoch, „mehr psychosomatische Störungen wie Kopfschmerzen und Magenschmerzen, Rückenschmerzen und Verdauungsstörungen bis hin zu depressiven Störungen und Suizidversuchen" (Hurrelmann, 2003, S.).

In der wissenschaftlichen Disziplin der Psychosomatik wurde bereits sehr gut untersucht, dass Stress sich auf die psychischen Gesundheit niederschlägt und für eine Schwächung des Immunsystems sorgt (Faltermaier, 2017). Im Rahmen vorliegender Arbeit wird ein besonderes Augenmerk auf den beruflichen und sozialen Stress gelegt. Bisherige Forschungen bestätigen bereits eine Korrelation von beruflichen Stress und „Krankheiten wie Depression, psychosomatische und kardiovaskuläre Erkrankungen" (Faltermaier, 2017, S. 125). „Verschiedene Erhebungen während Kriegen oder anderen Krisen konnten zeigen, dass akuter emotionaler Stress u.a. kardiale Störungen oder gar einen Herzinfarkt auslösen kann" (Nil, Jacobshagen, Schächinger, Baumann, Höck, Hättenschwiler & Holsboer-Trachsler, 2010, S. 74, zitiert nach Fitzpatrick, Reed, Goldberg & Buchwald, 2004). Die vorangegangen Krisen werden nicht unerheblich zum allgemeinen Stress am Arbeitsplatz beitragen und sich in Verbindung mit privaten Unsicherheiten und Sorgen schlussendlich in der Motivation der Arbeitnehmer aber auch gesamten Bevölkerung erkennbar machen. Mehrere Jobs gleichzeitig ausüben zu müssen, macht sich in der Leistungsfähigkeit bemerkbar. Wie bereits erwähnt, lässt sich eine abschließende Diagnose als psychosomatisches Leiden nicht endgültig bestätigen, durch die enge Verstrickung in andere wissenschaftlichen Disziplinen. Am Rande der Psychotherapie und Psychologie leistet sie dennoch einen wichtigen Beitrag, um die Heilung des ein oder anderen körperlichen Leidens zu erklären (Faltermaier, 2017).

2.4 Forschungsfragestellungen und Hypothesen

Aus der Recherche, wie psychosomatische Krankheiten entstehen und unter dem Aspekt, dass das Vorhandensein von Stress meist eine relevant Rolle dabei spielt, wird auf drei zentrale Themen eingegangen. Stress kann in vielen verschiedenen Bereichen des Lebens auftreten, er ist zumeist ein ständiger Begleiter. Allerdings gibt es verschiedene Arten von Stress und nicht immer sorgt Stress im Weiteren dazu, psychosomatische Störung zu entwickeln. Unter diesem Gesichtspunkt werden für nachfolgende Untersuchungen drei Hypothesen aufgestellt:

> Hypothese 1: Der Gemütszustand von Menschen hängt unmittelbar mit ihren finanziellen Möglichkeiten zusammen.
>
> Hypothese 2: Wenn die Lebenshaltungskosten steigen, bricht bei jungen Menschen der sozialer Kontakt ein.
>
> Hypothese 3: Um sich ein Leben in Deutschland leisten zu können, werden Menschen eher gewillt sein, einen weiteren Beruf auszuüben.

Die Forschungsfrage untersucht, wie sich die Preissteigerungen auf den Gesundheitszustand auswirken, in welchem Bereich eine Veränderung wahrnehmbar ist und wie schwerwiegend diese gegebenenfalls sind. Bei einer sehr hohen emotionalen Belastung ist der Eintritt von psychosomatischen Erkrankungen wahrscheinlicher (Von Känel, 2008). Nachfolgend werden konkrete Kategorien herausgearbeitet. Grundlegend bilden die Hypothesen die Stressbelastung aus den Bereichen Arbeit, sozialer Kontakt und finanzielle Möglichkeiten ab, da diese gemäß Literatur kennzeichnend für eine psychosomatische Erkrankung sein können.

Anhand der hier dargestellten Theorie wurde ein Fragebogen erstellt. Im nächsten Schritt wird erläutert, was bei der Erstellung zu beachten ist und wie die Kategorienbildung auf Grundlage der vorhandenen Theorie erfolgt.

3 Methode

3.1 Messinstrument

Der theoretische Hintergrund und die wissenschaftliche Definition von psychosomatischen Leiden dienen als Grundlage um mögliche Ursachen von Stress in der Bevölkerung ausfindig zu machen. Dies dient für eine Einschätzung der aktuellen Lage und kann Tendenzen einer Entwicklung aufzeigen. Vorgegeben war es, drei Interviews mit Experten durchzuführen. Für eine repräsentative Untersuchung sind drei Interviews mit jeweils ungefähr 20 Minuten allerdings nicht ausreichend (Mey & Mruck, 2010). Die Experteninterviews wurden anhand zuvor erstellter Interviewleitfäden durchgeführt. Die erstellten Interviewfragen dienen als Messinstrument zur Beantwortung der Forschungsfrage.

Im ersten Schritt erfolgt die Erstellung eines allgemeinen Interviewleitfadens nach Dresing und Pehl (2012), mit offenen Fragen. Es wird abgefragt, ob den Interviewpartnern die Existenz von psychosomatischen Krankheiten bewusst ist. Die Fragen des Interviews beziehen sich auf die aus der Theorie abgeleiteten drei Hypothesen. Der Gesprächsleitfaden für die Interviews ist so aufgebaut, dass zunächst ein Blick in die Vergangenheit geworfen wird um herauszustellen, wie sich Gewohnheiten und Verhaltensweisen im Laufe der Zeit eventuell situationsbedingt geändert haben. Beginnend vom allgemeinen Fragen oder der Darstellung einer typischen Woche, werden nach und nach spezifischere Fragen zum Alltag, Beruf und sozialen Kontakten erfragt. Konstellationen, welche laut Literatur als besonders anfällig für die Entwicklung von psychosomatischen Krankheiten gelten, werden festgehalten. Aus den theoretischen Grundlagen wurden einige Auslöser festgehalten, die eine Verschlechterung des Gesundheitszustanden beschleunigen. Zumeist sind es offene Fragen, auf die die Probanden antworten. Es wird versucht, schlichte ‚Ja'- und ‚Nein'-Fragen auf Grund ihrer Beschränktheit zu vermeiden. Interviewfragen, die sich auf die Gegenwart und Zukunft beziehen, beruhen auf Erkenntnissen bisheriger Forschungen. Empfohlen von Dresing und Pehl (2012) wurde mittels eines Testkandidaten, der Interviewleitfaden zunächst durchgespielt. Wie sich zeigte, ist dies dringend notwendig, um den Gesprächsleitfaden für Experteninterviews optimieren zu können. Nach der Durchführung des Pretests, welcher deutlich zu kurz war, wurden tiefergehenden Fragen ergänzt und hypothetische Fragen die Zukunft betreffend hinzugefügt: Angenommen die Lebenserhaltungskosten werden weiter ansteigen, werden Sie sich um einen weiteren Job bemühen? Die Ergänzung um Einwürfe und Aufrechterhaltungsfragen im Gesprächsleitfaden erfolgte ebenfalls nach dem Pretest, um auf mögliche Antworten des Interviewpartners vorbereitet zu sein und mögliche Anschlussfragen stellen zu können.

Die Schlagworte wurden dem bisherigen Stand der Forschung entnommen. Die Formulierung von Aufrechterhaltungsfragen empfehlen auch Dresing und Pehl (2012) um bei Bedarf auf den Interviewpartner einzugehen oder falls die Antwort des Interviewpartners nüchtern ausfällt. Laut Dresing und Pehl (2012) ist es nicht nur wichtig, den Gesprächspartner ausreden zu lassen, sondern auch Raum für Pausen zu geben, damit die Gedanken geordnet werden können. Unter diesem Aspekt werden erst nach einiger Zeit Zwischenfragen gestellt, damit der Gesprächspartner in Ruhe Zeit hat, diese zu beantworten. Die Durchführung der Interviews erfolgte in einem abgeschlossenen ruhigen Raum, in dem sich nur die zwei Interviewpartner befinden.

Ziel ist es, eine wesentliche Veränderung im Laufe der Zeit herauszustellen, beziehungsweise Ursachen einer möglichen psychosomatischen Entwicklung herauszuarbeiten. Insbesondere hypothetische Fragen in die Zukunft gerichtet, sollen Aufschluss darüber gehen, wie die Interviewpartner aufgrund bisheriger Erfahrungen in die Zukunft blicken. Ob der Interviewpartner in der Zukunft so handelt, wie im Rahmen des Gesprächs geantwortet wird, wird im späteren Verlauf nicht kontrolliert, soll allerdings eine Tendenz angeben. Unabhängig, wie auf die Frage geantwortet wird, gibt es eine Anschlussfrage, die versucht, eine Erklärung für das mögliche Verhalten von dem Interviewpartner zu erhalten.

3.2 Stichprobe

Im Vorfeld wurde den Interviewpartnern das Thema erläutert und ein Auszug möglicher Fragen geschildert. Es wurde geklärt worum es geht und ob sie überhaupt dazu bereit sind, sich zu dem Thema zu äußern. Eine Anfrage ging auch an einen Psychotherapeuten, der sich gerne geäußert hätte, im zeitlichen Rahmen allerdings leider keine Zeit erübrigen konnte. Die drei ausgewählten Personen sind zum einen alle persönlich von der Inflationsentwicklung in Deutschland betroffen und berichten von ihren Erfahrungen und Herausforderungen, mit denen sie im Alltag konfrontiert sind. Ein Interviewpartner ist durch seinen Beruf ständig in Kontakt mit Eltern und berichtet von der Lebens- oder Arbeitssituation der Klienten. Für alle Interviewpartner ist eine klare Abtrennung zwischen den Jahren der Corona-Pandemie und dem derzeitigen Inflationsgeschehen schwierig, wenn gar unmöglich. Bei jedem Interviewpartner spielen Emotionen mit ein, weshalb zu Beginn vorliegender Arbeit auch die Corona-Pandemie und der Ukraine-Krieg thematisiert wurden. Alle Interviewpartner wohnen in München, müssen sich ihren Lebensunterhalt selbst erwirtschaften und sind direkt von den Preissteigerungen betroffen. Zwei Befragte sind Anfang 20, wohnen in einer Mietwohnung in München, haben den Abschluss eines Bachelor Studiums und üben einen Vollzeitberuf aus. Der dritte Interviewpartner ist selbstständiger Coach, Anfang 60 und arbeitet täglich mit den Sorgen, Ängsten und Problemen jünger Mütter und Väter. Im Gegensatz zu den ersten zwei Interviewpartner, wurde dem letzten Gesprächspartner vermehrt Fragen zu Coachingsituationen gestellt. Ebenfalls wichtig ist die Situationen der Klienten und Klientinnen zum jetzigen Zeitpunkt und wie sich die Situation eventuell verändert hat. Je nach Spezifikation des Interviewpartners, werden die Leitfragen leicht abgeändert. Die Gesprächspartner wurden vor Beginn darauf hingewiesen, dass das Interview aufgezeichnet und anschließend verschriftlicht wird.

Es gibt kein spezielles Merkmal, welches für die Zielgruppe ausschlaggebend ist, da die Forschungsfrage im Grunde jede Person betrifft und die Entwicklung einer psychosomatischen Krankheit bei niemandem verhindert werden kann. Als Ursache dessen geht es allerdings um die derzeitig Inflationsentwicklung und damit einhergehende Preissteigerung. Im ersten Schritt sind somit nur Personen betroffen, die in die Deutschland leben, arbeiten und konsumieren.

3.3 Untersuchungsdesign und -vorgehen

Die Transkription des Interviews erfolgt in Anlehnung an das Transkriptionssystem von Dresing und Pehl (2012), wobei das Interview zunächst vollständig transkribiert wird. Versprecher, Wortwiederholungen und Lückenfüller werden weggelassen. Um die Forschungsfrage im Rahmen dieser Arbeit zu beantworten, wird das Format der einfachen Transkriptionsregeln verwendet. Pausen und Betonung werden nicht gekennzeichnet. „Ein detailliertes Transkript nach komplexen Regelsystemen" (Dresing & Pehl, 2012, S. 22) würde die Tonhöhe, Dialekte, Akzente und die Länge der Pausen beinhalten. Eine Ausbesserung des Dialekts ist nicht nötig, da alle Interviewpartner hochdeutsch sprechen.

Um die Ergebnisse der Experteninterviews möglichst transparent darstellen zu können, wird auf die Instrumente der qualitativen Inhaltsanalyse von Mayring (1994) zurückgegriffen. Mittels eines systematischen Vorgehens werden Kategorien aus der Theorie abgeleitet, welche als konkrete Orientierung dienen, um die durchgeführten Interviews auf diese Merkmale zu untersuchen. Auf Grundlage dieser Kategorien wurden die Interviewleitfragen erstellt. Diese werden auf hinreichende Passung überprüft und gegebenenfalls genauer angepasst, bleiben allerdings ein zentraler Bestandteil der Inhaltsanalyse (Mayring, 2010). Es wird versucht, die Analyse so nachvollziehbar wie möglich zu gestalten, um bei einer Wiederholung der Inhaltsanalyse durch eine andere Person, zu den gleichen Ergebnissen zu gelangen (Mayring, 2015). Die Kodierung der festgelegten „inhaltsanalytischen Analyseeinheiten" (Mayring, 1996, S.162) erfolgt mittels eines computergestützten Analyseverfahrens in MAXQDA. Zunächst wurde in Anlehnung an die qualitative Inhaltsanalyse von Mayring (1994) aus der wissenschaftlichen-medizinischen Theorie deduktive Kategorien gebildet, wie zum Beispiel die Ursachen, die dafür sorgen können, psychosomatisch zu erkranken. Es werden die Merkmale von Stress im Alltag – der Arbeit, der Freizeit und im Allgemeinen – herausgearbeitet. Diese sind aufgeteilt auf die unterschiedlichen Ursprünge, wie zum Beispiel das Arbeitsumfeld, beziehungsweise die Auswirkungen und Folgen von Preissteigerungen im Alltag auf den Beruf. Dafür wurden spezifischer Unterkategorien entworfen. Tabelle 1 zeigt, wie sich die unterschiedlichen Kategorien aus dem theoretischen Hintergrund und bisherigen Forschungen deduktiv ergeben haben.

Nach der Durchführung und Transkription der Interviews, werden die Kategorien aus dem Gesagten der Interviewpartner und nach Gegenkontrolle der Literatur induktiv angereichert. Dabei überschneiden sich gelegentliche Kategorien inhaltlich. Wie auf ein Ereignis reagiert wird, ist abhängig von persönlichen Gemütszuständen, Emotionen und Gefühlen. Diese spielen bei psychosomatischen Störungen einen individuellen Faktor. Demnach werden weitere Kategorien erstellt, wie sich der Interviewpartner fühlt, wenn er über etwas spricht. Explizit ist in Verbindung mit dem geschilderten Gefühl das Oberthema, auf das sich der Interviewpartner bezieht, wichtig für eine genauere Zuordnung.

Die Ablaufschritte von Mayring (1994) vereinfachen die Aufbereitung für die Kodierung erheblich. Als geeignete Analysetechnik wurde die von Mayring erläuterte „Zusammenfassende qualitative Inhaltsanalyse" (1994, S. 166) gewählt, welche sich durch den Prozess des Paraphrasierens schlussendlich nur noch auf die Textstellen des Interviews bezieht, welche für die Beantwortung der Forschungsfrage notwendig sind. Im Schritt der Generalisierung werden die bedeutungsvollsten Aussagen der Interviewpartner durch übergeordnete kurze Phrasen zusammengefasst und im Wesentlichen zusammenfasst. Nachfolgend wird von Mayring (1994) die Konstruktion beschrieben, wobei das Spezifische in den generalisierenden Aussagen verallgemeinert wird. Zentrale Aussagen der Interviewpartner, welche stellvertretend für eine Gruppe von Paraphrasen stehen, können unter Umständen beibehalten werden. Räumlich verstreut aber inhaltlich nahe Aussagen „können als Ganzes, in gebündelter Form, wiedergegeben werden" (Mayring, 1994, S. 164f.). Die Bündelung von Aussagen kommt vor allem dann zum Tragen, wenn die Interviewpartner im Nachgang noch etwas zu einer weit zurückliegenden Frage beitragen möchten. Der eben dargestellte reduktive Prozess wird auch für die Überprüfung der Aussagen der deduktiv gebildeten Kategorien verwendet. Übrig gebliebene relevante Textstellen, welche den vorhandenen Kategorien nicht zugeordnet werden können, durchlaufen den Prozess ein zweites Mal unter der Berücksichtigung, dass gegebenenfalls neue Kategorien gebildet werden müssen.

Kategorie	Unterkategorie	Regel	Beispiel
Soziale Kontakte	Einschränkung sozialer Kontakte	Weniger sozialer Kontakt, der sonst üblich war.	„Ich treffe weniger Freunde."
	Vermehrt Probleme in zwischenmenschlichen Beziehungen	Zunehmende Unstimmigkeiten, Uneinigkeiten mit Familien, Freunde, Bekannte.	„Wir streiten öfter übers Geld."
Arbeit/ Beruf	Bereit für Mehrarbeit	Um aktuellen Lebensstandard beizubehalten, ist die Bereitschaft gegeben, einen weiteren Beruf auszuüben.	„Um in den Urlaub zu fahren, nehme ich einen zweiten Job an."
	Nicht bereit für Mehrarbeit	Die Freizeit ich wichtig.	„Ich wäre nicht bereit, einen zweiten Job anzunehmen."
	Beruf nur als Einkommensquelle	Der Beruf könnte auch gewechselt werden, Fokus auf das erwirtschaftete Geld, welches in der Freizeit ausgegeben werden kann.	„Meine Arbeit macht mir keinen Spaß."
Finanzielle Möglichkeiten	Einschränkung/ Verzicht	Die finanzielle Situation gerät in Schieflage und es muss bereits gehandelt werden.	„Am Ende des Monat bleibt weniger Geld auf dem Konto übrig."
	Unverändert	Die finanzielle Situation hat sich nicht verändert.	„Kein Unterschied zu merken."
	Problem bekannt	Die finanziellen Möglichkeiten nehmen ab, aber es besteht noch kein Handlungsbedarf.	„Noch muss ich meinen Alltag nicht verändern."
Auswirkung auf den Körper	Entwicklung von Krankheiten	Es gab bereits Anzeichen von körperlichen Belastungen und schmerzlichen Auswirkungen	„Ich schlafe schlechter, weil ich mir immer zweimal überlegen muss, ob ich nächsten Monat über die Runden komme."

Tabelle 1 Zentrale Faktoren zur Förderung psychosomatischer Krankheiten

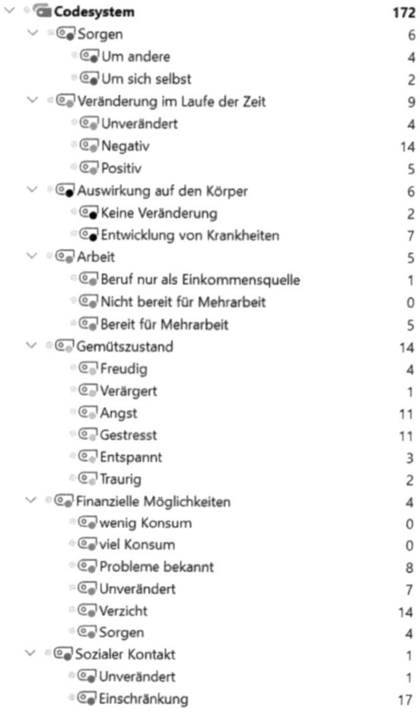

Abbildung 1 *Codeübersicht, MAXQDA*

Als weitere Oberkategorie wurde der Gefühlszustand festgelegt. Gemäß den sieben Basisemotionen Ärger, Ekel, Freude, Überraschung, Furcht, Verachtung und Trauer (Gerrig & Zimbardo, 2014) werden sieben Unterkategorien gebildet. Diese Unterkategorien überschneiden sich teilweise mit den zuvor gebildeten, allerdings liegt der Fokus nun auf dem Gefühl, welches der Interviewpartner mit ausdrückt. Ein Gefühl, welches dem Gesprächspartner während des Interviews anzumerken war, wird nicht aufgeführt. Die Kategorien beziehen sich lediglich auf die gesprochenen Aussagen. In Verbindung damit werde die Kategorie in Abstufungen unterteilt, wie intensiv der Gesprächspartner, Gefühl oder die Emotion beschreibt. Die Steigerungsformen von stark oder schwach werden nicht detailliert codiert.

Die endgültigen Kategorien wurden nach dem Kodieren in MAXQDA mit der Literatur gegengeprüft. In der Literatur sind kaum Anhaltspunkte dazu zu finden, wie stark persönliche Emotionen die Entwicklung von Krankheiten beeinflussen. Der Vollständigkeit halber werden sie mit aufgeführt. Kategorien, zu denen keine Aussage passend erschien, werden nicht gelöscht, sondern bleiben der Codeübersicht erhalten. Vereinzelte Aussagen sind unter der Oberkategorie zu finden, da sie nicht einheitlich einer Unterkategorie zuzuordnen sind und beispielsweise der Gemützustand erst im Kontext ersichtlich wird. Vor allem bei diesen individuellen Fällen zeigt sich die intersubjektive Interpretation des Kodierers.

Im Nachfolgenden werden die Aspekte aufgeführt, welche für eine gelungen Inhaltsanalyse und wissenschaftliche Arbeit ausschlaggeben sind und welche Gesichtspunkte auch vorliegende Arbeit erfüllen kann.

3.4 Gütekriterien

Mayring (1994) betont die Bewertung von Güterkriterien, insbesondere der Interkodereliabilität als zentrales Merkmal des inhaltsanalytischen Vorgehens. Dies bedeutet, dass die Analyse von mehreren Personen vorgenommen werden kann und die Ergebnisse grundsätzlich übereinstimmen sollten. Die verwendeten Interviews werden für die vorliegende Arbeit von keinem zweiten Kodierer kodiert. In einer späteren Auflage 2010 erwähnt Mayring die Intra-Kodereliabilität, welche einer ausführenden Person ein gewisses Maß an Reliabilität für die qualitative Inhaltsanalyse zuschreibt. Das Material wird von einer Person, ohne auf die bereits herausgearbeiteten Kategorien zu achten, nochmal anhand der Ablaufschritte von Mayring (1994, 2010) durchgearbeitet. Nach bestem Wissen und Gewissen erfolgt eine weitere, möglichst unabhängige Kodierung des Erst-Kodierers. Die Konstruktvalidität wurde von Mayring (1994) expliziert genannt und ist für ihn von großer Bedeutung, für andere Gütekriterien verweist er auf Krippendorff, Friede, Kirk und Miller. Die abgefragten Items des Fragebogens wurden anhand der Theorie formuliert. Ein gewisses Maß an Konstruktvalidität ist dadurch gegeben, dass das Kategorie System theoretisch begründet ist. Wie bereits erwähnt, wird den Interviewpartnern Zeit gegeben, über ihre Antwort nachzudenken und zur Reflektion, ohne dass der Interviewer eine Frage nach der anderen stellt. Diese ist vorteilhaft, für die Vorhersagegültigkeit, welche laut Laux (2008) dadurch signifikant verbessert werden kann.

Um das Gütekriterium der Objektivität erfüllen zu können, ist es wichtig, dass die eigene Meinung des Interviewführenden nicht in das Interview mit einfließt. Da bei den durchgeführten Interviews Menschen mit Menschen kommunizieren, ist es nicht möglich, dass eine absolute Objektivität gegeben ist. Von Seiten der Interviewpartner werden Emotionen übermittelt und manche Fragen werden spontan eingeworfen und individuell gestellt, je nachdem, wovon der Interviewpartner gerade berichtet. Dadurch kann abschließend nicht behauptet werden, dass das Interview unter den gleichen Bedingungen mit anderen Gesprächspartnern deckungsgleich reproduzierbar ist. Die intersubjektive Interpretation des Auswerters spielt in jeden Schritt ein. Die grobe Kategorienbildung deckt sich mit der Theorie und Praxis, da in die verschiedenen Bereiche des Lebens unterteilt wird. Inwiefern einzelne Überschneidungen mit den induktiv gebildeten Kategorien vorhanden sind, ist mitteld MAXQDA gut nachvollziehbar und verständlich dokumentiert. Die einzelnen Kategorien, sowohl Ober- als auch Unterkategorien, dienen dazu, die aufgestellten Hypothesen zu bekräftigen oder zu widerlegen. Wie oft ein Interviewpartner sich in einer Kategorie äußert, kann anhand des Auswertungssystems abgelesen werden. In dem Fall wird keine spezielle Häufigkeitsanalyse der Aussagen durchgeführt. Wie oft einzelne Elemente genannt werden, können allerdings einen groben Aufschluss über die Bedeutung der Thematik darstellen.

Die Ergebnisdarstellung erfolgt für jede Hypothese einzeln um im Anschluss eine Antwort auf die Forschungsfrage zu geben. Für die Begründung werden einzelne Ausschnitte aus den Interviews herangezogen. Andernfalls werden die Ergebnisse zusammenfassend innerhalb der Kategorien dargestellt.

4 Ergebnisse

4.1 Ergebnisse 1. Hypothese

Die Preissteigerungen sind spürbar (B3, Absatz 2), nicht nur, wenn es sich um den Einkauf im Supermarkt handelt, sondern auch bei der Betrachtung der Spritpreise (B2, Absatz 7). Es zeigt sich, dass insbesondere die steigenden Heizkosten Sorge und Angst machen (B1, Absatz 43; B2, Absatz 11; B3, Absatz 22). Überwiegend machen sich die Interviewpartner vor allem Sorgen um ihr Umfeld und Personen, die schlechter gestellt sind (B1, Absatz 2; B2, Absatz 43). Es geht dabei um Personen, die weniger verdienen oder nicht voll im Berufsleben sind, sondern noch studieren. In der Auswertung der Codesegmente ist ein deutlicher Stimmungsabfall ersichtlich (B3, Absatz 3) und der Gemütszustand kann tendenziell negativ bewertet werden. Interviewpartner B1 nennt es „ein bisschen Lebensfreude, die einem genommen" (Absatz 4) und es ihm nicht gut mit den steigenden Preisen geht. Die Gedanken kreisen zunehmend darum, was im monatlichen Budget noch enthalten ist, oder worauf lieber verzichtet werden solle (B1, Absatz 2; B2, Absatz 21). Eine Verschlechterung der Situation dahin gehend, dass die Preise zum Beispiel weiter steigen werden, wirkt belastend (B3, Absatz 38). Existenzangst und Angst vor der Zukunft sind die häufigsten geäußerten Gefühlszustände der Interviewpartner. Diese Angst beeinflusst die Lebensqualität erheblich und wirkt sich schlussendlich auch auf den Gesundheitszustand aus (B1, Absatz 51). B1 berichtet von den Erfahrungen mit Kunden, dass diese unglaublich gestresst sind (Absatz 8, Absatz 10, Absatz 20) und dies sowohl zu zwischenmenschlichen Konflikten in der Familie führt, als auch zu Schlafstörungen (Absatz 39). Im Gespräch mit B3 wird von körperlichen Krankheiten berichtet, deren Ursache körperlich nicht zu erklären sind (Absatz 46, Absatz 48). Auch die anderen Interviewpartner berichten vom Stress im Alltag (B2, Absatz 53; B3, Absatz 48), zudem wurde Stress bei Freunden und Arbeitskollegen vernommen (B2, Absatz 51).

In der Auswertung wurde die Stärke der Beziehungen der einzelnen Oberkategorien zueinander gemessen, welche für die Beantwortung der Forschungsfrage aufgestellt wurden. Für die Messung der ersten Hypothese, dass der Gemütszustand unmittelbar mit den finanziellen Möglichkeiten zusammen hängt, sind keine Auffälligkeiten zu erkennen, um die Hypothese verbindlich zu bestätigen. Die deutsche Bevölkerung musste einiges durchmachen, der individuelle Gemütszustand wird nicht nur von der aktuellen Inflation beeinflusst, sondern ist vielmehr ein Resultat aus den vorangegangenen Krisen.

4.2 Ergebnisse 2. Hypothese

Wie bereits erwähnt, sind die Auswirkungen der Corona-Pandemie auch immer noch zu spüren, als sich die Menschen einschränken mussten (B1, Absatz 22). Es zeigt sich, dass auch die steigenden Lebenshaltungskosten dafür sorgen, dass „Abstriche" (B2, Absatz 57) gemacht werden müssen. Dies zeigt sich in der Zeit, die mit Freunden geteilt wird oder soziale Kontakte wenig gepflegt werden (B3, Absatz 8). Begründet, durch die erhöhten Preise, welche deutlich gestiegen sind (B2, Absatz 57; B3, Absatz 6). In dem Umfeld der Befragten sieht es ähnlich aus und Freunde und Bekannte, denken nicht mehr darüber nach, gemeinsam Essen zu gehen oder als Gruppe etwas inzwischen Kostspieliges zu unternehmen (B2, Absatz 25; B3, Absatz 6). Das Verlangen, sie zu sehen ist nicht mehr da (B3, Absatz 2), begründet dadurch, dass viel weniger Geld vorhanden ist, überhaupt auszugehen. Unabhängig davon, dass nun mehr konsumiert worden ist, da eher das Gegenteil der Fall ist (B3, Absatz 4). Eng in Verbindung damit steht der Gesundheitszustand. Unter den gegebenen Umständen äußerte sich Interviewpartner B3, dass es ihm nicht gut damit geht und eigentlich freudig in die Zukunft blickte (Absatz 14), der Verzicht und die Einschränkungen jetzt die Stimmung allerdings drückt (Absatz 38). In anderen Freundeskreisen steht die „Zeit, die Freunde [miteinander verbringen] nicht mit der Inflation in Verbindung" (B2, Absatz 17). Gemeinsame Aktivitäten werden allerdings genauer durchdacht und auf den genauen Preis geprüft. Es wurde auch bereits thematisiert, sich Geld untereinander zu leihen und wenn nötig auszuhelfen (B2, Absatz 17).

Eine Widerlegung von Hypothese 2 ist nicht möglich. Es zeigt sich eher eine Tendenz dahingehend, dass sie bestätigt wird. Menschen pflegen ihre sozialen Kontakte überwiegend in der Öffentlichkeit, bei Unternehmungen, die bezahlt werden müssen. Es scheint vollkommen verständlich, dass das vorhandene Geld für die Erfüllung Grundbedürfnissen (B1, Absatz 4) verwendet wird, bevor soziale Kontakte gepflegt werden. Insbesondere Interviewpartner B1 merkt die Preisempfindlichkeit der Kunden deutlich (B1, Absatz 4). Die Arbeit besteht im Wesentlichen darin, Eltern und Kinder zu verbinden, indem intensiv mit den Eltern emotional zusammengearbeitet wird. Der Fokus der Eltern liegt derzeit verstärkt darauf, in erster Linie für die Familie sorgen zu können, bevor der Kontakt untereinander verbessert werden kann (B1, Absatz 4). Weniger Zeit mit Freunden und Bekannten zu verbringen, bedeutet nicht automatisch von der Gesellschaft isoliert zu sein. Wichtige soziale Kontakte sind allerdings essenziell für die psychische Gesundheit, da der Mensch ein soziales Wesen ist. Selbstverständlich werden meist im Arbeitsumfeld soziale Kontakte gepflegt, durch die Corona-Pandemie hat sich aber auch hier zuletzt die Tendenz deutlich zum Home-Office hin entwickelt und wer letztendlich ins Büro kommt oder nicht, muss individuell abgefragt werden. Die Wahrscheinlichkeit, von freundlicher sozialer Interaktion ist im Büro wesentlich höher, als online zugeschaltet zu sein.

Die Codeanalyse ergibt eine häufige Überschneidung von Einschränkungen sozialer Kontakte und dem Verzicht von Konsum, weil keine finanziellen Mittel dafür vorhanden sind. In die Zukunft geblickt scheint es, als würde sich die Situation demnächst nicht merklich verbessern und sich der soziale Kontakt weiter auf ein Mindestmaß beschränken, bzw. ausfallen (B3, Absatz 22; Absatz 38).

4.3 Ergebnisse 3. Hypothese

Die Hypothese ‚Um sich ein Leben in Deutschland leisten zu können, werden Menschen eher gewillt sein, einen weiteren Beruf auszuüben.' wurde aufgestellt, da in der Literatur häufig viel Auslastung im Beruf als Ursache für spätere Krankheiten, wie zum Beispiel Burnout (Faltermaier, 2017) gilt. Werden Produkte im Laufe der Inflation für den Konsumenten teurer, war die Überlegung, dass das Gehalt demnach nicht ausreichen wird, um den aktuellen Lebensstandard beibehalten zu können.

Ziel ist es, herauszufinden ob die Menschen bereit sind, einen weiteren Job aufzunehmen, um Einkommen zu generieren. Diese zusätzliche Arbeitsbelastung von mehr als über 40 Stunden die Woche, ist körperlich und psychisch gesehen, als Stress zu deklarieren. Im Detail ist der jeweilige Beruf genauer zu betrachten, da unterschiedliche Berufe ein unterschiedliches Maß an emotionaler Belastung hervorrufen. So sind Arbeitnehmer in sozialen Berufen anfälliger für psychische Erkrankungen (Faltermaier, 2017).

Ob und in welchem Ausmaß die Bevölkerung dazu bereit sein wird, mehr zu arbeiten, um sich das ‚normale' Leben in Deutschland leisten zu können, kann im Rahmen der Arbeit nicht beantwortet werden. Insbesondere nicht, weil die Interviewpartner keine qualitative Aussage über ihr mögliches Handeln in der Zukunft treffen konnten. Lediglich ein Interviewpartner gibt eine Aussage dazu an, die eher ausweglos erscheint, unter dem Aspekt, wenn „nichts anderes übrig" (B3, Absatz 30) bleibt. Es werden Erfahrungen geschildert, die das individuelle Bild der Gegenwart wiedergeben. Ein Friseur kann sich keine Wohnung in München leisten, geschweige denn einen hohen Lebensstandard (B2, Absatz 45). Mit weiteren Berufen wäre es demnach möglich, sich zu gegebener Zeit eine Mietwohnung leisten zu können, allerdings würde auch hier maßgeblich die physische und psychische Gesundheit leiden. Die Zeit, welche genutzt werden würde, um einem weiteren Beruf nachzukommen, würde auch von der Zeit abgehen, welche man mit Freunden verbringen kann, welche auch maßgeblich als Gleichgewicht zur Arbeitszeit steht.

Abschließend ist auf Basis der durchgeführten Interviews keine konkrete Tendenz zu erkennen, dass die Befragten gewillt sind, deutlich Mehrarbeit leisten zu wollen. Es ist die Bereitschaft gegeben, sich zunächst einzuschränken (B3, Absatz 24), solange dies noch im Rahmen der Möglichkeiten ist. Interviewpartner B3 beton nochmals die Aufnahme eine weiteren Jobs, bevor der Lebensstandard aufgegeben werden muss (Absatz 24)

5 Zusammenfassung und Diskussion

5.1 Interpretation der Ergebnisse

Das Leben hat sich verändert, für die einen mehr und für die anderen weniger. Insbesondere die vorangegangenen Krisen haben Einfluss auf das Verhalten der Menschen (B1, Absatz 22; B2, Absatz 27). Die Euphorie, dass die Einschränkungen, welche mit der Corona-Pandemie einhergingen (B3, Absatz 14), aufgehoben wurden, wurde plötzlich gedrückt und diesem extremen Stimmungsabfall steht die entwickelte Resilienz gegenüber. Die Gesprächspartner finden sich regelrecht mit ihrer Situation ab und es besteht keine Hoffnung, dass der Zukunft freudig entgegengeblickt wird. Das Bild das die Interviewpartner beschreiben ist voller Ungewissheit und lässt keinen Raum für Freunde. Junge Menschen entwickeln zwar nicht innerhalb von kürzester Zeit starke psychische Erkrankungen (B2, Absatz 49), sind allerdings anfälliger, wenn Körper und Geist ständig unter Stress und Druck stehen (B1, Absatz 39). Die Befragten selbst geben an relativ wenig Stress zu empfinden (B1, Absatz 26; B2, Absatz 41). Bei Bekannten, Freunden oder Kunden sei er aber wesentlicher höher (B1, Absatz 30), Zu diesen angespannten Zeiten keines Wegs verwerflich.

Interessanterweise bezeichnen die Interviewpartner unabhängig voneinander Strom, Gas und Energie als Luxusgut (B1, Absatz 31) und was für ein Luxus es ist, wenn man sich über den eigenen Energieverbrauch keine Gedanken machen muss (B2, Absatz 33). Dies könnte dahingehend impliziert werden, das Menschen, die auf ihren Verbrauch achten, sich viele Sorgen machen, kann in vorliegender Arbeit leider nicht beantwortet werden. Ist es Luxus in einer warmen Wohnung zu leben und etwas länger als tatsächlich nötig, das Licht brenne zu lassen? Sicherlich hätte keiner der Interviewpartner dies schon vor vier Jahren behauptet. Insofern haben sie die Gedanken verlagert. Täglich abzuwägen was man sich noch leisten kann und was nicht, erzeugt nicht nur Angst, sondern auch Stress.

Es ist ungewiss, wie sich die Lage in Deutschland in den nächsten Jahren entwickelt.

Wie sich herausstellt, befinden sich die Menschen schon seit den letzten zwei Jahren in einer sehr unsichere Lage. Werden die Aussagen über die Zukunft mit denen über die Vergangenheit verglichen, fällt auf, dass diese häufig genauso negativ behaftet sind, wie die, die die letzten zwei Jahre betreffen. Gerade nach der Corona-Pandemie bestand die Hoffnung, wieder durchatmen zu können (B3, Absatz 14). Dabei folgt nun eine Krise der Anderen (B1, Absatz 14).

Es soll nicht behauptet werden, dass Stress in jeglicher Form negativ ist und Krankheiten auslöst. Negativer Stress wirkt sich jedoch auf die Beziehung zu Freunden, Familie und vor allem auf die Beziehung zu sich selbst aus. Ob der eigenen Körper, die eigenen Gedanken und Handlungen täglich verurteilt werden oder nicht, wirkt auf die psychische Gesundheit ein. Nun liegt es am fehlenden Geld, Kontakt zu Freunden zu halten. Selbst bei zunehmender Vernetzung durch das Internet, wurde insbesondere durch die Corona-Pandemie deutlich, wie wichtig der persönliche Kontakt ist. Wird der Stresslevel ansteigen und die Unsicherheit in der Bevölkerung größer, kann nicht ausgeschlossen werden, dass viele Menschen dem psychischen Druck nicht standhalten werden. Ähnlich wie bei der Entwicklung eines Burnouts ist es irgendwann zu viel für den Körper.

5.2 Implikation der Ergebnisse

Die Forschungsfrage ‚Inwieweit werden die steigenden Lebenshaltungskosten dafür sorgen, dass mehr Menschen an einer psychosomatischen Störung erkranken?' konnte anhand der Hypothesen nicht eindeutig beantwortet werden. Die steigenden Kosten als alleinige Faktor auf den gesundheitlichen Zustand heranzuziehen, ist nicht möglich. In den Interviews wird deutlich, dass die Menschen aufgewühlt sind. Nicht nur wegen den steigenden Kosten, sondern wegen dem gescheiterte Corona-Management der Bundesregierung und dem Umgang mit dem Ukraine-Krieg (B2, Absatz 77) sind die Menschen verärgert und unsicher. Ebenso unsicher blicken sie in die Zukunft.

Um einen Ausbruch von zunächst unerklärlichen körperlichen Krankheiten zu verhindern, ist es wichtig die Stimmung in der Bevölkerung zu beobachten. Ein besonderes Augenmerk ist dabei auf Umweltfaktoren zu legen, die auf die psychische Gesundheit einwirken. Entsprechende Handlungen sind nötig, um die Bevölkerung zu sensibilisieren, nicht voller Angst und Sorge in die Zukunft zu blicken. Emotionen und Gefühle sind ein wichtiges Gut der menschlichen Gesellschaft für die Kommunikation untereinander. Ihr Einfluss auf die Gesundheit eines jeden Einzelnen darf nicht vernachlässigt werden.

Einen zuverlässigen Blick in die Zukunft zu geben, ist abschließend nicht möglich. Es ist nicht auszuschließen, dass die deutsche Bevölkerung durch die vorangegangenen Krisen der Jahre zuvor eine Resilienz entwickeln könnte. Dies würde bedeuten, dass die Zeit der Krise und des Krieges ‚normal' ist und die Gefühle bereits abgestumpft sind.

5.3 Limitationen und zukünftige Forschung

Um die Ergebnisse möglichst objektiv zu bewerten, ist bei umfangreicheren Studien eine Analyse durch mehrere Personen vorgesehen (Mayring, 1994). Obwohl dieses Grundaxiom als „zentrale[s] Kennzeichen der Inhaltsanalyse" (Mayring, 1994, S. 162) gilt, war es im Rahmen vorliegender Arbeit nicht möglich, dieses Güterkriterium zu erfüllen. Um so mehr ist der Anspruch, den verbleibenden Gütekriterien qualitativer Forschung gerecht zu werden. Das Interviews mit B1 kann nicht vollständig transkribiert werden, da die Aufnahme nicht korrekt durchgeführt wurde. Die ersten Sekunden handeln von der Begrüßung, der Interviewpartner schildert sein Kaufverhalten und wie sich dieses in letzter Zeit bereits verändert hat. Aus Gründen der Nachvollziehbarkeit, sind handschriftliche Notizen nicht in der Auswertung genannt worden, sofern sie nicht auch im Interview vorhanden sind. Bei der zukünftigen Durchführung von Interviews werden die Interviews unabhängig mit zwei Aufnahmegeräten aufgenommen.

Wie zuvor erläutert, ist eine umfassende Beantwortung der Forschungsfrage nicht möglich. Es ist die Durchführung einer quantitativen Untersuchung zu empfehlen. Diese kann ein größeres Bild für die gesamte Bevölkerung geben. Anhand von drei Interviews können keine Aussagen darüber getroffen werden, wie hoch der aktuelle Stresslevel wirklich ist. Eine Abgrenzung, zwischen der Corona-Pandemie und der Inflationsentwicklung wird ebenso schwierig sein, wie in vorliegender Arbeit. Die Menschen fühlen sich eben, wie sie sich fühlen. Zu erfragen, seit wann sie gestresst sind oder ob ein bestimmter Auslöser dafür bekannt ist, kann bei näherer Bestimmung der Ursache behilflich sein. Sollte es in der Zukunft zu einem umfangreichen Auftreten von psychosomatischen Erkrankungen kommen, wird die Ursache nicht alleine auf die derzeitigen Inflationsentwicklung zurückzuführen sein.

6 Literaturverzeichnis

Brinkmann, C. (1984). Die individuellen Folgen langfristiger Arbeitslosigkeit. *Mitteilungen aus der Arbeitsmarkt- und Berufsforschung, 17*(4), 454-73. https://www.ams-forschungsnetzwerk.at/downloadpub/1984_4_MittAB_Brinkmann.pdf

Destatis (13. Oktober, 2022) Inflationsrate im September 2022 bei +10,0 %. Abgerufen am 20. Oktober, 2022, von https://www.destatis.de/DE/Presse/Pressemitteilun-gen/2022/10/PD22_438_611.html

Dresing, T. & Pehl, T. (2012). *Praxisbuch Interview, Transkription & Analyse Anleitungen und Regelsysteme für qualitativ Forschende*. Dr. Dresing & Pehl GmbH.

Egner, U. (2021). Senkung der Mehrwertsteuersätze im Zuge der Corona-Pandemie– wie wirkte sie auf die Inflation?. *WISTA–Wirtschaft und Statistik, 73*(3), 106-124. Statistisches Bundesamt. http://hdl.handle.net/10419/235269

Ermann, M. (2020). *Psychotherapie und Psychosomatik : Ein Lehrbuch auf psychoanalytischer Grundlage*. Kohlhammer Verlag.

Faltermaier, T. (2017). *Gesundheitspsychologie*. Kohlhammer Verlag.

Fratzscher, M. (2022). Was ist dran am Mythos der Lohn-Preis-Spirale?. *DIW Wochenbericht, 89*(28), 396-396. Deutsches Institut für Wirtschaftsforschung. https://doi.org/10.18723/diw_wb:2022-28-2

Fritzsche, K. & Wirsching, M. (Hrsg.). (2006). *Psychosomatische Medizin und Psychotherapie*. Springer Berlin Heidelberg. https://doi.org/10.1007/3-540-29972-6_1.

Gatterer, G. (1996). Die psychosomatischen Störungen. In Zapotoczky, H.G. & Fischhof, P.K. (Hrsg.). *Handbuch der Gerontopsychiatrie* (S. 318-327). Springer. https://doi.org/10.1007/978-3-7091-6563-8_13

Gerrig, R. J. & Zimbardo, P. G. (2014). Psychologie (20.Aufl.). Pearson Studium.

Hafen, M. (2018). Soziale Isolation-Folgen, Ursachen und Handlungsansätze. Das Ein-samkeits-Buch. Wie Gesundheitsberufe einsame Menschen verstehen, unter-stützen und integrieren können, 34-45. https://fen.ch/wp-content/uplo-ads/2020/11/Isolation-und-Einsamkeit_Manuskript-Hafen.pdf

Handelsblatt. (2022, Oktober) *Steigende Lebenshaltungskosten: Bundesregierung fürchtet Zunahme überschuldeter Privathaushalte.* https://www.handels-blatt.com/politik/deutschland/inflation-steigende-lebenshaltungskosten-bundes-regierung-fuerchtet-zunahme-ueberschuldeter-privathaushalte/28385086.html

Hautzinger, M. (1983). Kognitive Veränderungen als Folge, nicht als Ursache von

Depression. *Zeitschrift für personenzentrierte Psychologie und Psychotherapie,* 2, 377-387.

Hillert, A. & Schmitz, E. (Hrsg.). (2018). *Psychosomatische Erkrankungen bei Lehrerinnen und Lehrern: Ursachen-Folgen-Lösungen.* Klett-Cotta.

Hövermann, A. (2021). *Belastungswahrnehmung in der Corona-Pandemie: Erkenntnisse aus vier Wellen der HBS-Erwerbspersonenbefragung 2020/21* (No. 50). WSI Policy Brief. Hans-Böckler-Stiftung. ISSN 2366-9527. Abgerufen am 18.Oktober, 2022, von https://www.wsi.de/de/faust-detail.htm?sync_id=HBS-007967

Hurrelmann, K. (2003). Zu viel für manche kleine Seele: Trend zu immer mehr psychosomatischen und mentalen Störungen bei Kindern und Jugendlichen; gefragt sind nicht nur neue Medikamente, sondern vor allem kompetente Eltern. *Sozialwissenschaftlicher Fachinformationsdienst soFid,* (Gesundheitsforschung 2003/1), 11-15. ttps://nbn-resolving.org/urn:nbn:de:0168-ssoar-202197

Hüther, M., & Obst, T. (2022, 5. Oktober). Philipskurve und fiskalische Dominanz der Geldpolitik: Was treibt die Inflation (No. 57/2022). IW-Kurzbericht. https://www.iwkoeln.de/studien/michael-huether-thomas-obst-phillipskurve-und-fiskalische-dominanz-der-geldpolitik-was-treibt-die-inflation.html

Jungnitsch, G. (2009). *Klinische Psychologie.* Kohlhammer Verlag.

Von Känel, R. (2008). Das Burnout-Syndrom: eine medizinische Perspektive. *Praxis,* 97(9), 477-487. DOI:10.1024/1661-8157.97.9.477

KKH Kaufmännische Krankenkasse. (Hrsg.). (2006). *Stress?: Ursachen, Erklärungsmodelle und präventive Ansätze.* Springer-Verlag. https://link.springer.com/book/10.1007/3-540-32662-6

Laux, L. (2008). *Persönlichkeitspsychologie.* Kohlhammer Verlag.

Mayring, P. (1994). Qualitative Inhaltsanalyse. In Boehm, A., Mengel, A. & Muhr, T. (Hrsg.). *Texte verstehen: Konzepte, Methoden, Werkzeuge,* 159-175. UVK Univ.-Verlag https://nbn-resolving.org/urn:nbn:de:0168-ssoar-14565

Mayring, P. (2010). In Mey, G., Mruck, K., & Mey, G. (Hrsg.). Qualitative Inhaltsanalyse. *Handbuch qualitative Forschung in der Psychologie.* VS Verlag für Sozialwissenschaften GmbH. DOI: 978-3-531-92052-8_42,

Nil, R., Jacobshagen, N., Schächinger, H., Baumann, P., Höck, P., Hättenschwiler, J., Ramseier, F., Seifritz, E., & Holsboer-Trachsler, E.. (2010). Burnout–eine Standortbestimmung. *Schweizer Archiv für Neurologie und Psychiatrie, 161*(2), 72-77. https://www.researchgate.net/publication/288595680_Burnout_-_An_analysis_of_the_status_quo

Pätzold, J., & Baade, D. (2012). *Stabilisierungspolitik: Grundlagen der nachfrage- und angebotsorientierten Wirtschaftspolitik.* Franz Vahlen.

Pelzmann, L. (2012). Wirtschaftspsychologie : Behavioral Economics, Behavioral Finance, Arbeitswelt (6. Aufl.). Verlag Österreich.

Plötner, M., Moldt, K., In-Albon, T., & Schmitz, J. (2022). Einfluss der COVID-19-Pandemie auf die ambulante psychotherapeutische Versorgung von Kindern und Jugendlichen. *Die Psychotherapie 67*, 469–477. https://doi.org/10.1007/s00278-022-00604-y

Velden, M. (2007). *Psychosomatik: e-book.* V&R Unipress.

Verbraucherzentrale, (Hrsg.) (2022). Was bedeutet die Erhöhung des Leitzinses. Abgerufen am 5. Oktober, 2022, von https://www.verbraucherzentrale.de/wissen/geld-versicherungen/sparen-und-anlegen/leitzins-was-bedeutet-die-erhoehung-des-leitzinses-77248

Zeit (Hrsg.). (Oktober, 2022). Umfrage, 2022, Abgerufen 24. Oktober, 2022 von https://abo.zeit.de/z-umfrage_stress/?icode=01w0004k0796Umfsocall2210&utm_medium=social&utm_source=facebook&utm_campaign=stress_umfrage&utm_content&wt_zmc=socall.ext.zabo.facebook.stress_umfrage....x&fbclid=PAAaxSLoEj8Ot5a25RPg AXodg5uSygfEkODyEBkRlrB4Xw_gE6KgAEqwZMXQ_aem_AZHuENFxmjULy ZjUqQzLo9YcNa9HISZZzr5MYecmhQTeoy0FpcupAGgpZwKhQ58YiXEVhfJjx-SPChs5Bf8vbybdnICYvmEORL8C7-uW8VuKrnT5zsUPsX5ZamZGJbhntXk

7 Gesprächsleitfaden

Leitfragen	Schlagwort/ Einwurf	Aufrechterhaltungsfragen
Inwieweit sind sie selbst von der Inflationsentwicklung betroffen?	Konsum/ Unterhalt/ Freizeit/ Urlaub/ Komfort	Machen sie sich sorgen?
Inwiefern machen sich die steigenden Lebenserhaltungskosten bereits in ihrer Freizeit bemerkbar?	Verzicht/ Einschränkung	Auf was verzichten sie? Auf was wären sie bereit zu verzichten?
Hat sich ihr sozialer Kontakt verändert?	Freunde/ Bekannte, die sich einschränken?	
Haben sie selbst veränderte Gedankenstrukturen wahrgenommen, seitdem die Preise für den Lebensunterhalt angestiegen sind?	Sorgen/ Wünsche	Wenn ja – wohin?
Auf einer Skala von 1-10 wie viel Stress machen sie sich?	Ist Ihnen bekannt, dass sich psychischer Stress auch körperlich widerspiegeln kann?	
Konnten sie eine Veränderung ihrer Lebensqualität/ Gemützustandes feststellen?	Schlafstörungen, Depressionen, Konzentrationsstörungen und Angstzustände, ständige Erschöpfung und Müdigkeit, Schmerzen	Waren diese zuvor nicht da? Welchen Grund gibt es ihrer Meinung nach dafür?
Machen sie sich sorgen um die Zukunft?		Welche Sorgen machen sie sich? Berufswechsel? Umzug?
Angenommen die Lebenserhaltungskosten werden weiter ansteigen, werden sie sich um einen weiteren Job		Haben sie bereits genauer darüber nachgedacht?

bemühen?		Wenn ja – warum?
		Um Status Quo
		beizubehalten?